INSTRUCTION
SUR
LE CLAVEAU DES MOUTONS.

An 5

MINISTÈRE DE L'INTÉRIEUR.

4.e DIVISION, BUREAU D'AGRICULTURE.

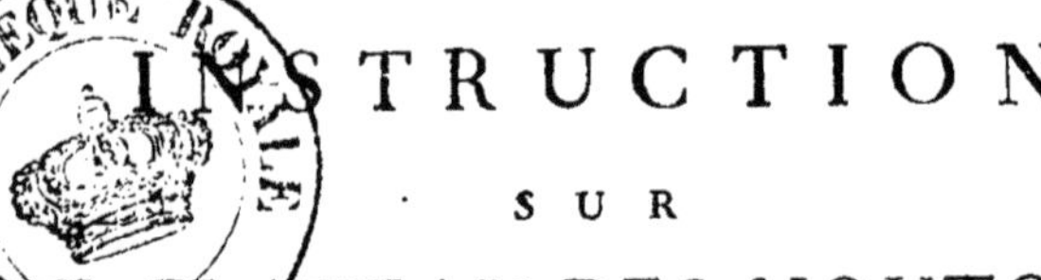

INSTRUCTION SUR LE CLAVEAU DES MOUTONS,

Publiée par le Conseil d'Agriculture, rédigée par le Citoyen F. H. GILBERT, Membre du Conseil, de l'Institut national, et Professeur-Directeur adjoint de l'Ecole vétérinaire d'Alfort.

LA plus meurtrière de toutes les maladies des bêtes à laine, le claveau, exerça l'année dernière, sur un grand nombre de troupeaux, des ravages qui éveillèrent la sollicitude du Gouvernement : les succès des artistes vétérinaires, chargés de combattre ce fléau, sa disparition à l'entrée de l'hiver, avaient inspiré une sécurité que vient de détruire le retour des chaleurs ; on apprend de divers points de la République, qu'il se manifeste de nouveau, et avec une activité qui paraît d'autant plus grande qu'elle a été long-temps enchaînée.

L'impossibilité d'envoyer des artistes vétérinaires par-tout où leur secours serait nécessaire, a fait sentir la nécessité d'une instruction, à l'aide de laquelle les propriétaires pussent eux-mêmes suivre le traitement d'une maladie dont l'ignorance, l'incurie, le charlatanisme des guérisseurs, rendent journellement les effets beaucoup plus désastreux, que si elle était abandonnée aux seuls efforts de la nature.

Ce n'est pas qu'il n'existe déjà, et même en assez grand nombre, des dissertations sur le claveau; mais elles sont tellement hérissées de recettes, et ces recettes sont si compliquées, d'une exécution si difficile, et leurs effets si peu certains, qu'il devient indispensable de les réduire à leur véritable valeur.

C'est donc bien moins de nouveaux spécifiques contre le claveau qu'on doit chercher dans cette instruction, que la preuve de la nullité de ceux qu'on a exaltés avec le plus d'enthousiasme, et généralement de la plupart des drogues dont l'ignorance bourre l'estomac des animaux domestiques, aucune opinion n'ayant, et pour l'homme lui-même, et pour les fidèles compagnons de ses travaux, des conséquences plus funestes que celle qui prête aux médicamens des pharmacies la propriété merveilleuse de suppléer les soins bienfaisans, les secours journaliers du régime.

Si la confusion des choses naît trop souvent de celle des mots, c'est en médecine sur-tout, et c'est encore en médecine que cette confusion peut avoir les effets les plus funestes : rien n'est si commun que de voir la même maladie connue sous des noms différens, dans des cantons quelquefois séparés par de courts intervalles ; il n'est pas moins ordinaire de voir donner le même nom à des maladies essentiellement différentes.

Il n'est peut-être aucune maladie des animaux qui soit désignée par autant de noms différens que le claveau. Il est d'autant plus intéressant de commencer par cette nomenclature, qu'elle peut seule prévenir la confusion qu'on fait assez souvent du claveau avec quelques autres maladies éruptives, essentiellement différentes, telles que la gale, le lézard, &c.

A ce premier moyen de distinguer le claveau, viendra se joindre sa description, l'exposé de sa marche, de ses effets, des altérations qu'il produit sur les viscères.

La recherche de ses causes et des voies par lesquelles il s'introduit dans les troupeaux, conduira à l'indication des moyens de les en préserver et de les en délivrer, lorsqu'on n'aura pu en prévenir l'invasion.

Les contestations qui s'élèvent journellement relativement au cantonnement des troupeaux attaqués du claveau, rendant indispensable la connaissance des lois faites sur cette matière, c'est par leur exposition que sera terminé ce travail, dont on écartera avec soin toutes les discussions qui ne seront pas nécessaires pour établir la vérité et les principes, sur la ruine de l'erreur et des préjugés, qui, depuis trop long-temps, servent de guides dans le traitement de cette maladie.

Noms sous lesquels le claveau est connu dans la République.

Le nom de *claveau* est dû, sans doute, au mot latin *clavus*, un clou, à raison de la ressemblance qu'ont les pustules desséchées avec des têtes de clous ; ressemblance que rendent plus frappante encore les enfoncemens qui succèdent à la chute des pustules ; aussi cette maladie est-elle connue, dans quelques cantons, sous le nom de *clou*, duquel sont dérivés ceux de *clavelée*, *clavin*, *claviau*, *clavelin*, *clavelle*, *clacavelle*, *glaviau*, *glavel*, *clavade*, *glavelade*, *glaveance*, *la glave*, *clousiau*, *cloubiau*.

D'autres noms sont tirés de la ressemblance qu'a le claveau avec la petite vérole de l'homme, tels sont ceux de *vérole*, *variole*, *vérolin*, *verette*, *variolin*, *picotte*, *rougeole*, *picotin.*

On la connaît encore sous le nom de *mal-rouge*, de *boussade*, de *magogne*, *rache*, *bourgeonné*, *bourgeon*, *pustule*, *pustulade*, *chapelet*, *capelade*, *chasse*, *casse*, *coste*, *cat*, *caraque*, *gamise*, *gramadare*, *liar*, *peste.*

On la nomme enfin, dans beaucoup d'endroits, *la bête;* nom que quelques auteurs ont donné à la peste, et qui exprime avec énergie la frayeur qu'inspirent ces maladies désastreuses.

Description du claveau.

Le claveau est une fièvre inflammatoire, suivie d'une éruption de pustules plus ou moins grosses, plus ou moins arrondies, plus ou moins rapprochées, qui peuvent affecter toutes les parties du corps, mais dont le siége le plus ordinaire est sur celles qui sont dégarnies de laine, telles que la tête, l'intérieur des épaules et des cuisses, la poitrine, le ventre, les mamelles, les parties de la génération, &c.

Ces pustules s'enflamment, suppurent, se dessèchent et tombent en écailles ou en poussière, à des intervalles dont la régularité n'est interrompue que par le plus ou le moins de malignité que présente cette maladie dans les divers individus, à raison des tempéramens, des causes qui l'ont développée, et sans doute de plusieurs autres circonstances encore.

Ces irrégularités dans la marche du claveau, et quelques autres particularités qui varient les aspects sous lesquels il se montre, ont déterminé les praticiens à en reconnaître plusieurs espèces. Ils ont appelé *discret*, celui dont les boutons étaient isolés, séparés entre eux par un intervalle plus ou moins considérable ; ils ont nommé *confluent*, celui dont les boutons réunis et en quelque sorte entassés les uns sur les autres, ne présentaient qu'un engorgement continu et raboteux.

A cette division, qui, pour être empruntée de la médecine humaine, n'en est pas pour cela plus exacte, Bourgelat a ajouté une troisième espèce, le *claveau cristallin*, qu'il a puisée dans une sous-division de la petite-vérole : il eût pu en admettre, avec tout autant de fondement, une douzaine, tels que le claveau milliaire, le pourpré, le verticulaire, l'érésipélateux, &c. ; en reconnaître, en un mot, autant d'espèces que la forme, la grosseur, la disposition, la couleur, la nature des pustules, présentent de variétés.

Quelques auteurs ont distingué quatre espèces de claveau, le volant, le simple, le cordelé, le pourpré ; mais il est encore aisé de voir que cette division est établie, comme la première, sur de simples modifications de la même maladie.

Rien de si ordinaire que de voir toutes ces prétendues espèces de claveau dans le même troupeau; je les ai même assez souvent observées dans le même individu. J'ai vu les pustules *confluentes* ou réunies, sur la face interne des cuisses et des épaules, et *discrètes* ou séparées, sur la tête. Je les ai vues rouges, noires, sur quelques parties; blanchâtres, transparentes ou cristallines, sur d'autres.

Comme toutes les maladies éruptives, le claveau est plus ou moins benin, plus ou moins malin, à raison de la disposition des humeurs. Celui dont les pustules sont entassées, rapprochées, offre pour l'ordinaire le plus de malignité. Il en est résulté qu'oubliant la véritable étymologie du mot *discret*, on l'a fait synonyme du mot *benin*; et celui de confluent, du mot *malin*.

Cette méprise dans laquelle est tombé l'auteur de l'article *claveau*, dans le cours complet d'agriculture, mérite d'autant plus d'être relevée, qu'il n'est pas très-rare de voir le claveau *discret*, très-malin, très-meurtrier, et le *confluent* parcourir toutes ses périodes sans orage, quoique le contraire arrive très-souvent.

D'autres enfin ont rangé toutes les espèces de claveau sous deux classes, le claveau *de première lune* et le claveau *de seconde lune*; division plus ridicule encore que les premières, puisque ces prétendues espèces de claveau ne diffèrent que d'intensité, et qu'elles n'en diffèrent pas même toujours.

Il me paraît bien plus raisonnable, plus simple, plus commode pour la pratique, de distinguer le claveau en *régulier* et en *irrégulier*, sans prétendre en faire deux espèces particulières, puisqu'ils reconnaissent le même principe, qu'ils ont les mêmes caractères principaux, qu'ils sont de la même nature, que l'un est souvent le produit de l'autre, qu'ils ne diffèrent enfin que par des variétés purement accidentelles.

Le régulier sera celui qui parcourra tous ses temps, sans aucun symptôme fâcheux.

L'irrégulier, celui dont le cours sera dérangé par des accidens plus ou moins graves.

Ce cours est divisé, dans l'une et l'autre variété, en quatre temps bien distincts, l'invasion, l'éruption, la suppuration, l'exsiccation.

Le premier temps, ou l'invasion, s'annonce par la tristesse de l'animal, par l'abattement, la fièvre, la lenteur de la marche. Il porte la tête basse, presque entre les jambes: ou il ne mange point du tout, ou il ne touche l'herbe que du bout des lèvres. Ces symptômes, d'abord peu marqués, augmentent graduellement d'intensité; la fièvre devient assez forte pour être aperçue à l'agitation du flanc et aux pulsations violentes du cœur, qu'on reconnaît aisément en appliquant la main sur les côtés de la poitrine. Cet état se prolonge, pour l'ordinaire, jusqu'au quatrième jour, que commence l'éruption.

L'éruption est marquée le plus souvent par la diminution de tous les symptômes observés dans l'invasion. La fièvre s'affaiblit, et s'éteint même ordinairement, lorsque l'éruption est complète; ce qui n'arrive guère que quatre jours après qu'elle a commencé. Elle se montre d'abord par des taches rouges qu'on aperçoit particulièrement sur les parties nues, et sur celles où la chaleur est plus considérable et la peau plus tendre, telles que l'intérieur des épaules et des cuisses. Bientôt ces rougeurs s'élèvent, et forment des pustules qui deviennent des boutons, tantôt écartés, tantôt rapprochés, resserrés, même réunis: ces boutons s'enflamment et entrent en suppuration. C'est le troisième temps.

La suppuration s'annonce communément entre le huitième et le neuvième jour; elle s'établit graduellement comme l'éruption; elle ramène, pour l'ordinaire, la fièvre, que celle-ci avait fait cesser; elle dure trois ou quatre jours, après quoi les boutons commencent à se dessécher. C'est le quatrième temps.

L'exsiccation est plus ou moins longue, selon que l'éruption s'est faite plus ou moins vîte, et que les pustules sont plus ou moins nombreuses. Sa durée moyenne peut être évaluée à quatre ou cinq jours, après lesquels l'animal peut et doit être regardé comme entièrement guéri, quoique la prudence exige qu'il soit encore tenu quelque temps éloigné des animaux sains, précaution dont je donnerai les raisons, à l'article des moyens préservatifs.

Telle est la marche du claveau que j'ai appelé *régulier*. L'irrégulier s'en écarte en plusieurs points, et offre d'ailleurs un assez grand nombre de caractères qui lui sont propres.

L'invasion est bien moins longue pour l'ordinaire ; le plus souvent elle ne dure que deux jours ; quelquefois, au contraire, elle se prolonge jusqu'au sixième, septième, et même jusqu'au huitième jour : l'un et l'autre cas présagent également un claveau très-orageux.

L'éruption ne fait cesser ni la fièvre, ni tous les autres symptômes de l'invasion ; les pustules sont d'ordinaire plus ramassées, quoique le contraire arrive quelquefois : elles sont aussi plus larges, plus aplaties, et d'autres fois plus petites, livides, noires, cristallines, affaissées. Presque toutes les parties du corps, mais plus particulièrement celles de la tête, s'engorgent au point d'offrir un volume monstrueux ; les paupières se tuméfient jusqu'à recouvrir entièrement le globe de l'œil, qui assez souvent est entièrement détruit par la suppuration. Toutes les autres parties de la tête, telles que les oreilles, les lèvres, la langue, le voile du palais, sont souvent affectées de dépôt gangreneux qui en entraînent la destruction et la chute.

Il s'établit aussi fréquemment, dès le quatrième ou cinquième jour, un flux abondant de salive, et un écoulement, par les narines, d'une humeur épaisse qui exhale une odeur insupportable.

L'oppression est si violente, que le bruit de la respiration s'entend de très-loin.

Il n'est pas rare que les boutons noircissent et se dessèchent, sans éprouver de suppuration; ce qui est toujours de très-mauvais augure.

Toutes les parties affectées paraissent douloureuses, et plus particulièrement celles du cou, qu'on ne peut toucher, sans donner à l'animal des espèces de convulsions. Si on le renverse, il reste fort long-temps sans se relever.

Il survient assez souvent une diarrhée, dont l'effet ordinaire est l'affaissement des boutons, la rentrée de l'humeur, et la mort de l'animal.

Ces symptômes graves, trop souvent mortels, s'observent fréquemment dans les individus chez lesquels le claveau se trouve compliqué avec quelqu'autre maladie, telles que l'hydropisie et la cachexie aqueuse, connue vulgairement sous le nom très-impropre de *pourriture*.

La température de l'atmosphère a une influence très-directe et très-puissante sur le claveau; l'excès de chaleur et celui de froid en aggravent également les effets : aussi le printemps et l'automne sont-ils les saisons pendant lesquelles il parcourt d'ordinaire toutes ses périodes avec le plus de régularité. Il n'est pas rare que les froids de l'hiver en suspendent le cours ; dans le cas contraire, c'est dans cette saison qu'il exerce le plus de ravages.

L'opinion générale est qu'il règne pendant trois lunes dans le même troupeau. Il est certain qu'il est extrêmement rare qu'il se prolonge au-delà de ce terme ; mais j'ai l'expérience que le plus souvent il ne l'atteint pas ; ce qui dépend de la durée de chacune des périodes, relative elle-même au caractère du claveau. S'il est régulier, il suit son cours en quinze ou dix-huit jours ; s'il est irrégulier, il ne le parcourt qu'en vingt ou vingt-cinq, quelquefois trente jours.

Le troupeau est presque toujours affecté en trois fois, et à des intervalles assez réguliers ; et comme il est bien plus commode d'assigner aux effets une cause merveilleuse, que de rechercher la véritable, c'est dans la lune qu'on a découvert l'origine d'un phénomène dont il était facile, à ce qu'il me semble, de trouver l'explication, sans sortir de notre planète.

On a observé que les moutons les premiers et les derniers attaqués, ou de la *première* ou de la *troisième fournée*, pour me servir de l'expression usitée, offraient des symptômes moins graves que ceux de la seconde; et c'est encore sur le compte de la lune qu'on a mis cette particularité, dont il ne me sera pas plus difficile d'indiquer les causes, sans quitter la terre (1).

Parmi le grand nombre d'analogies qui rapprochent le claveau du mouton de la petite-vérole de l'homme, si même elles n'établissent leur identité (ce que nous examinerons par la suite), on doit compter l'avortement de presque toutes les brebis qui en sont attaquées dans l'état de gestation.

Il n'est pas rare, au reste, que, comme la petite-vérole, le claveau donne lieu à des dépôts dont la cure se prolonge bien au-delà du terme que la nature semble avoir assigné à cette maladie.

Altérations reconnues à l'ouverture des cadavres.

L'ouverture de la tête montre le cerveau et le cervelet mous, déprimés, affaissés; leurs enveloppes réfléchissent une couleur noirâtre; leurs vaisseaux sont variqueux et gorgés d'un sang épais et très-noir; le larynx, le pharynx, toutes les parties de l'arrière-bouche, la membrane qui tapisse

---

(1) Je renvoie ces explications à l'article des causes du claveau, auxquelles elles sont liées très-étroitement.

intérieurement la trachée artère, sont couverts de pustules en tout semblables à celles qui se montrent à l'extérieur.

L'ouverture de la poitrine offre ces mêmes pustules, ainsi qu'un très-grand nombre de vésicules pleines d'eau, sur les poumons et dans l'intérieur des bronches, qu'on trouve aussi assez souvent couverts de plusieurs espèces de vers, et particulièrement du *ténia* globuleux.

Le péricarde est le plus souvent rempli d'eau.

A l'ouverture du bas-ventre, on trouve presque toujours des pustules, des vésicules aqueuses, des vers, et souvent un grand nombre d'ulcères sur l'estomac, les intestins, le foie, la rate, les reins et tous les autres viscères.

Il n'est pas aussi très-rare de trouver l'épiploon entièrement ou presqu'entièrement détruit.

Recherches sur les causes du claveau et les voies par lesquelles il s'introduit.

Le tableau que je viens de tracer du claveau, le rapproche, par tant de traits, de la petite-vérole de l'homme, qu'on ne peut guère douter qu'il n'ait la même origine : un assez grand nombre de faits viennent à l'appui de cette conjecture, et lui donnent en quelque sorte la force de l'évidence.

Aucun

Aucun des auteurs anciens ne parle du claveau ; et bien certainement une maladie aussi désastreuse ne leur aurait point échappé, si elle eût existé. Joubert et Rabelais sont les premiers qui en aient parlé, au commencement du seizième siècle.

Le claveau se communique par l'inoculation, comme la petite-vérole, et de la même manière. Venel, professeur à Montpellier, a donné le claveau à cent cinquante moutons, par l'inoculation; Tessier a inoculé le claveau avec succès; et dans ce moment même, on peut voir, à l'école de santé, deux moutons auxquels on a communiqué le claveau par l'inoculation.

On est allé plus loin: quelques auteurs ont prétendu que des bergers attaqués de la petite-vérole, avaient transmis le claveau à leurs moutons, et que des moutons claveleux avaient plusieurs fois donné la petite-vérole à des enfans commis à leur garde.

Ces faits, sans doute, ont besoin d'être soumis à de nouvelles expériences; mais si je ne puis les donner comme vrais, je ne saurais, du moins, m'empêcher de les regarder comme très-vraisemblables.

Quelques écrivains ont prétendu que le claveau provenait presque toujours des dindons, dans lesquels cette maladie est spontanée.

Je ne connais aucun fait positif qui vienne à l'appui de cette assertion: il est certain cependant que les dindons sont sujets à une maladie éruptive, qui fait enfler la tête, les paupières, le cou, qui fait tomber assez souvent les yeux en suppuration, et a enfin une assez grande analogie avec le claveau. Ce serait une expérience très-intéressante que d'inoculer les dindons avec le claveau, et les moutons avec la matière morbifique des dindons. En attendant que je puisse faire cette expérience, j'invite les cultivateurs qui ont chez eux des dindons et des moutons claveleux, à en faire l'essai.

Ramazzini attribue le claveau à la rouille des plantes; Hastfert, à l'abondance des humeurs; Carlier, à la mal-propreté des bergeries, aux mauvaises nourritures et à l'ennui qu'éprouvent les moutons dépaysés; Paulet, Barrier, Robinet et plusieurs autres, ont cru qu'il se développait spontanément. Je crois que ce sont autant d'erreurs, aussi bien que l'assertion de Bourgelat, qui prétend que presqu'aucune bête à laine n'arrive au terme de sa carrière, sans avoir éprouvé le claveau. Des bergers âgés de plus de soixante ans, n'ont jamais vu un mouton claveleux, et ne connaissent cette maladie que de nom; le superbe troupeau de Rambouillet fut attaqué du claveau à son arrivée, en 1786; il n'en a pas ressenti la plus légère atteinte depuis, quoiqu'il ait été entièrement renouvelé, et que ce fléau ait régné plusieurs fois, depuis cette époque, sur les autres troupeaux du pays; ce qui ne peut être attribué qu'à l'isolement du premier, qu'au soin particulier qu'on prend d'écarter de lui tout ce qui pourrait lui apporter les germes de la contagion.

De ce qu'on a vu quelquefois des troupeaux entiers rester intacts dans le foyer même de la maladie, on s'est hâté de conclure qu'elle ne pouvait pas être le produit de la communication, et l'on n'a pas fait attention que les animaux qui échappaient ainsi à ses effets, ne paraissaient invulnérables, que parce qu'ils les avaient déjà ressentis, ou par l'effet de quelqu'autre circonstance particulière qui ne pouvait rien prouver contre les dangers de la contagion.

Un trop grand nombre de faits a démontré que le claveau était dû à un virus particulier, volatil, qui s'insinue par l'intermède de l'air, des meubles, des vêtemens, des animaux, tels que les volailles, les cochons, les chiens.

Il règne parmi les bergers une opinion bien funeste, et que j'ai vue partagée par des hommes même très-instruits dans leur métier ; ils croient avoir la propriété, au moyen de certaines paroles et de je ne sais quelles cérémonies ridicules, de garantir leurs chiens contre les enchantemens, les sortiléges, et de les prémunir contre le danger de se charger de la contagion et de la porter dans leur troupeau. Dans cette confiance, ils les laissent divaguer avec la plus grande sécurité, et fréquenter des troupeaux claveleux dont ils se garderaient bien d'approcher eux-mêmes.

Les maiges, les guérisseurs, les maréchaux, les marchands, les bouchers, qui courent les campagnes et visitent des troupeaux affectés de la contagion, la disséminent bien plus souvent qu'on ne le croit communément; c'est sur-tout sur les routes qui conduisent aux foires, et particulièrement aux *foires grasses* (1), et dans les bergeries des auberges qui reçoivent habituellement des moutons, que le claveau se gagne le plus souvent.

Le passage d'un troupeau claveleux sur une route dans l'instant de la dessiccation des boutons, suffit pour donner la maladie à tous les troupeaux qui passeront sur ses traces, même quelques jours après, si le temps est sec; une pluie un peu forte fait cesser le danger de la contagion.

Ceci explique pourquoi les cultivateurs qui vont, chaque année, se pourvoir de moutons de rechange ou de remplacement dans les foires, sont infiniment plus exposés au danger du claveau, que ceux qui élèvent eux-mêmes tous les individus dont ils ont besoin pour entretenir leurs troupeaux; et cette considération se joint à tant d'autres d'une

(1) On appelle ainsi les foires où l'on vend des animaux engraissés pour les boucheries.

très-grande importance, qu'on ne peut assez s'étonner que les cultivateurs n'en soient pas plus généralement frappés.

Le transport des peaux, des laines, des fumiers, provenant des moutons attaqués, est encore une des voies ordinaires de la communication du claveau. L'exhumation des cadavres par les chiens, y contribue aussi plus souvent qu'on ne pense.

On croit trop généralement que le contact immédiat est nécessaire pour que le claveau puisse se transmettre, ou du moins qu'on est sûr de s'en garantir en s'éloignant des pâturages et des routes fréquentés par des troupeaux attaqués de la contagion; en conséquence de cette opinion, on cantonne ces derniers, et le cantonnement est ordinairement limité par un simple sillon: d'où il résulte qu'il n'est pas rare que les troupeaux sains se rapprochent de ceux qui sont attaqués; et pour peu que les bergers manquent d'attention, il n'est pas impossible qu'ils se confondent.

On croit aussi pouvoir passer impunément auprès d'un parc où se trouvent des animaux attaqués; ils est aisé de concevoir que si l'on est sous le vent, et que le troupeau affecté soit dans la période de la desquamation, les germes claveleux peuvent être portés à une assez grande distance.

Pendant l'hiver et l'automne, on cantonne ordinairement les troupeaux claveleux dans les bergeries, dont ils ne sortent point pendant trois mois : la dépense énorme de cette sorte de cantonnement n'est qu'un des moindres inconvéniens qu'il présente. La chaleur qui résulte de l'entassement des animaux, rend le claveau plus dangereux, plus meurtrier, plus expansif, plus contagieux enfin, que lorsque le troupeau est cantonné dans les pâturages.

Quelquefois il passe alternativement de la bergerie au cantonnement : et du cantonnement à la bergerie, ce qui expose à la contagion tous les troupeaux qui suivent la même route.

Par une suite de l'opinion généralement adoptée, que la lune dirige le cours du claveau, et que ce cours ne dure jamais plus de trois lunes, ce qui est vrai en général, c'est à ce terme qu'est fixé le cantonnement : mais il n'est pas très-rare qu'après qu'il est expiré, le troupeau affecté ne communique encore le claveau ; ce qu'on comprendra aisément, lorsqu'on se donnera la peine de réfléchir sur la cause de cette régularité qu'on a trouvé plus commode d'attribuer à la lune, que de chercher et d'approfondir.

Quelque nombreux que soit un troupeau, ce n'est presque toujours que sur un petit nombre d'individus que le claveau se manifeste d'abord ; et cela doit être, puisqu'il est dû presque toujours à une cause fortuite, passagère, instantanée, qui a échappé à la surveillance du propriétaire et du berger, et qui n'a pu agir sur un grand nombre d'animaux.

Quoique la maladie se montre quelquefois avec des caractères de malignité alarmans dans les premiers animaux malades, il est cependant vrai de dire que le contraire a lieu le plus souvent, ce qui est dû peut-être et à la petite quantité de levain morbifique qui a produit le développement du claveau, et au petit nombre d'individus qui en sont affectés à-la-fois.

Quoi qu'il en soit, pendant tout le cours de la maladie, le reste du troupeau paraît intact, et ce n'est que plusieurs jours après la dessiccation et la desquamation des boutons, qu'on aperçoit les symptômes de l'invasion sur d'autres animaux.

C'est ce qu'on nomme *la seconde lune :* tout le troupeau ayant été exposé aux effets du virus, la plus grande partie s'en trouve attaquée ; la mortalité est et doit être beaucoup plus considérable, par cela seul qu'il y a beaucoup plus d'individus affectés, et peut-être aussi parce que la contagion s'accroît et s'aggrave à raison du grand nombre d'animaux.

Comme dans la première attaque, les animaux malades parcourent toutes leurs périodes, sans que la maladie se déclare sur aucune autre bête ; mais après la desquamation, on en voit encore quelques-unes donner des signes de la maladie. Comme elles sont en petit nombre et qu'elles avaient certainement moins de disposition à contracter la maladie que les premières, il s'ensuit qu'elle est chez elles, pour l'ordinaire, bien moins meurtrière ; aussi regarde-t-on communément le claveau de troisième lune, comme peu dangereux.

Si le troupeau n'est composé que de bêtes de la même race, à-peu-près du même âge, et élevées dans le même pays, la maladie cesse, après ce troisième assaut : mais il en est bien autrement dans le cas contraire; et j'ai vu le claveau régner six mois et plus, dans des troupeaux composés d'animaux de différentes races, et tirés des divers pays.

En admettant, ce qui est le cas le plus ordinaire, que le claveau se termine après le troisième mois, il ne s'ensuit pas que les animaux qui en ont été affectés, ne puissent encore le communiquer longtemps après, puisque la poussière, les écailles détachées des boutons peuvent séjourner longtemps sur la laine ; d'où l'on doit conclure que la prudence fait un devoir de prolonger le cantonnement au-delà des trois mois fixés presque partout, d'après l'opinion relative aux trois lunes.

Moyens préservatifs.

D'après l'exposé qui vient d'être fait des causes du claveau, il est facile d'apercevoir les moyens de s'en garantir. Ils consistent,

1.° A écarter soigneusement de son troupeau, les hommes, les animaux, et même les substances inanimées, qui, directement ou indirectement, ont séjourné dans le foyer de la contagion ; tels sont les bergers, les maréchaux, les guérisseurs, les bouchers, les chiens, les cochons, les volailles, les peaux des moutons qui ont été attaqués de la maladie, les effets généralement quelconques qui leur ont servi.

2.° A ne jamais conduire son troupeau sur les pâturages ou les routes fréquentées par des troupeaux claveleux, ou, si on y est forcé, à ne les y faire passer que le matin, lorsque la rosée en a émoussé le virus.

3.° A ne jamais passer sous le vent d'un troupeau attaqué, si la distance est moindre de cent toises.

4.° A élever soi-même les agneaux nécessaires pour recruter son troupeau, ou du moins à les prendre dans des troupeaux connus, et, autant qu'il sera possible, du voisinage, plutôt que d'aller le remonter dans les foires.

5.° A sacrifier sans miséricorde les premières

bêtes affectées, si elles ne sont pas en bien grand nombre.

6.° A les tuer dans la fosse même, pour éviter que le sang ne soit flairé par des bêtes saines, ou léché par des chiens.

7.° A donner à cette fosse quatre pieds au moins de profondeur, pour que les cadavres ne puissent être déterrés.

8.° A séparer soigneusement toutes les bêtes saines, de celles qui ne le sont pas, lorsque ces dernières sont en trop grand nombre pour qu'on puisse se déterminer à en faire le sacrifice; ce qui est bien différent de séparer les bêtes malades des saines, procédé qui laisse souvent les dernières exposées à l'influence des causes qui ont déterminé la maladie dans les premières.

9.° A faire baigner en grande eau, plusieurs fois par jour, et pendant plusieurs jours de suite, si le temps le permet, tous les individus qui ont été exposés aux effets de la contagion.

10.° A brûler soigneusement le fumier retiré des bergeries où ont séjourné des moutons claveleux.

11.° A mettre toujours entre le cantonnement et les pâturages parcourus par les troupeaux sains, un intervalle le plus grand qu'il sera possible, mais qui ne soit pas moindre de douze à quinze toises, au lieu d'un simple sillon qu'on est dans l'usage d'établir entre le cantonnement et le pâturage commun.

12.° A éviter le passage alternatif de la bergerie au cantonnement et du cantonnement à la bergerie, à moins qu'on ne puisse s'y rendre par un chemin qui ne soit fréquenté par aucun autre troupeau.

13.° A prolonger toujours le cantonnement des bêtes malades, au-delà de trois mois, fixés presque par-tout par l'usage, qui sert de loi.

14.° A ne jamais joindre à son troupeau les bêtes achetées aux foires ou ailleurs, sans les avoir tenues séparément au moins pendant huit à dix jours.

15.° A passer un séton au fanon des bêtes qui ont été exposées à la contagion: ce séton diminue presque toujours les effets, lorsqu'il ne les annulle pas entièrement.

16.° A les nourrir moins abondamment qu'à l'ordinaire, l'expérience ayant prouvé que les bêtes qui avaient le plus d'embonpoint, étaient toujours celles qui étaient le plutôt et le plus grièvement affectées.

17.° A ne les point entasser, comme on le pratique communément, pour accélérer le développement de la maladie; ce qui contribue beaucoup à la rendre plus funeste et plus expansive.

C'est au moyen de ces précautions, qu'on peut être assuré de mettre son troupeau à l'abri du claveau, ou du moins d'en affaiblir beaucoup le danger, et non par les pratiques ridicules dont on fait usage presque par-tout, comme de suspendre au cou d'une brebis ou d'un mouton une pièce d'or ou d'argent, une patte de loutre, de chat sauvage, de belette, de fouine, de putois, trois têtes de souris mâles, prises et étouffées pendant le mois de mai, sans effusion de sang, ou un crapaud desséché; de placer dans un trou de mur de la bergerie un morceau de mâchefer, une pièce d'ivoire, un bâton de tremble, de chêne ou de poirier sauvage; d'attacher sur le milieu du râtelier une petite croix de bois, sur laquelle on a fixé trois gros clous, à cause de la ressemblance du claveau avec des têtes de clous; et vingt autres pratiques tout aussi absurdes, qui ne font pas de mal par elles-mêmes, mais qui ont les suites les plus funestes, par la sécurité qu'elles inspirent aux cultivateurs trop confians qui les emploient.

Il est un préservatif que les principes semblent avouer, que l'analogie du claveau avec la petite-vérole a fait préconiser, c'est l'inoculation. S'il était vrai, comme l'a mal-à-propos prétendu Bourgelat, et après lui l'auteur, très-estimable d'ailleurs, de l'article *claveau*, dans le Cours complet d'agriculture, qu'aucun mouton n'arrivât à la fin de sa carrière sans avoir éprouvé le claveau, il n'y a pas de doute qu'on ne dût recourir à l'inoculation; et tout porte à croire que le claveau inoculé aurait sur le claveau naturel le même avantage que la petite-vérole inoculée sur la petite-vérole naturelle. Mais j'ai déjà dit dans cette instruction que des bergers très-vieux n'avaient jamais vu le claveau ; qu'il est des bergeries et même des cantons où on ne l'a jamais connu de mémoire d'homme, et qu'on est sûr de s'en garantir en évitant la communication tant médiate qu'immédiate, ce qui est bien autrement facile dans l'espèce du mouton, que dans celle de l'homme. Ces faits rendent moins indispensable cette pratique ; néanmoins, comme un très-grand nombre de bêtes à laine est exposé à la clavelée, il peut y avoir des avantages à introduire l'inoculation, lorsque les expériences que tentent encore des hommes éclairés et sages, auront prouvé qu'elle est utile et facile.

Moyens curatifs.

Rien ne prouve mieux l'insuffisance, pour ne rien dire de plus, des moyens curatifs employés contre le claveau, que leur étonnante multiplicité. Il n'est presque point de substances dans les pharmacies qui n'aient été essayées et préconisées : le plus grand nombre par l'empirisme sans lumières, quelques-unes par des hommes assez habiles pour en établir l'emploi sur des principes, et former une sorte de doctrine capable d'en imposer à des esprits peu éclairés. Avant d'établir le traitement qui me paraît mériter la préférence, il me semble nécessaire de faire connaître quelques-unes des recettes les plus vantées, quelques-uns des traitemens qu'on lit dans les auteurs les plus célèbres.

L'auteur d'un traité sur les bêtes à laine, Hastfer, veut que, pour hâter l'éruption du claveau, on renferme toutes les bêtes dans une bergerie bien close, qu'on donne à chacune un grain de civette, mis en solution dans une cuillerée d'eau-de-vie, ou cinq ou six gouttes d'huile de suie de cheminée, ou sept gouttes d'alcali volatil et un gros de thériaque; qu'on les rapproche ensuite, qu'on les serre les unes contre les autres, pour les faire suer, et qu'on les laisse ainsi pendant trois heures, sans leur donner à manger.

Il serait sans doute difficile d'entasser en moins de mots, un plus grand nombre d'absurdités; et malheureusement, c'est peut-être ce qui a contribué le plus à lui faire faire fortune: car il n'y a pas un berger qui ne connaisse et ne suive la pratique funeste de presser les animaux dans des bergeries closes hermétiquement, pour les faire suer, et hâter l'éruption du claveau. Ce procédé, sans contredit une des causes les plus ordinaires de malignité, rendrait très-probable l'analogie du claveau avec la petite-vérole, dans laquelle les effets funestes du régime échauffant et de la soustraction de l'air sont aujourd'hui bien connus.

Parmi les auteurs agronomiques qui se sont bornés à indiquer des recettes, sans distinction de cas, de circonstances, pour en déterminer l'application, celles qu'on trouve les plus vantées sont :

1.° Le soufre en poudre dans la provende.

2.° L'extrait de racine d'épine blanche et de roseau de rivière.

3.° L'infusion dans le vin, de la sauge et du marrube, avec addition de sel.

4.° La thériaque, étendue sur un morceau de pain salé.

5.° Le chenevi, uni à l'avoine.

6.° Un morceau de pain trempé dans le lait chaud, le vin, le cidre ou la bière, avec sucre et muscade.

7.° Une infusion de safran dans le vin blanc.

8.° Une infusion de racine d'aunée, aussi dans le vin.

9.° Un mélange de soufre, d'eau-de-vie et de vin.

10.° L'infusion du persil dans le vin blanc.

11.° L'infusion de racine de germandrée.

12.° Un mélange de mithridate, de mercure et de sel.

13.° La mélisse avec le camphre et le jaune d'œuf.

14.° La poudre de vipère, dans une décoction de baies de genièvre.

15.° L'assa-fétida, mis en pâte avec parties égales de baies de laurier.

16.° Le nitre, incorporé avec le miel.

17.° L'alun, uni à la gomme arabique, avec addition d'esprit de vitriol ou de vinaigre.

18.° La racine de gentiane, infusée dans le vinaigre.

19.° La pétasyte ou herbe aux teigneux, infusée dans le vin blanc.

20.° Le cristal minéral, dans une infusion de pouliot.

Toutes ces recettes, et sur-tout celle du citoyen Charlemagne de Baubigny, publiée il y a quelques années, ont été vantées avec une sorte d'enthousiasme. Il serait difficile de trouver une amalgame plus monstrueuse. On va en juger.

Prenez canelle, girofle, noix muscade, gingembre, zédoaire, galanga, poivre long, écorce de citron, aloës, cubèbes, baies de laurier, de genièvre, semences d'hièble, d'ache, de fenouil, de coriandre, de carvi, de séséli, de chaque demi-once; racine de guimauve, de calamus aromaticus, de grande bardane, de carotte sauvage; feuilles de romarin, de marjolaine, de mélisse, de pouliot, de de sarriette, de chaque une poignée ; une livre de plantes vulnéraires ; deux livres de sel marin : mettez le tout dans douze pintes de bon vinaigre, et distillez ; donnez à la dose de trois cuillerées le matin et trois le soir, jusqu'à guérison.

Il serait difficile de dire où se trouve le plus d'ignorance grossière, dans la composition de ce remède, ou dans son emploi. Quel assemblage bizarre de substances de propriétés différentes, et même contraires, distillées avec du sel marin ! comme si le sel passait dans la distillation ! données à toutes les époques de la maladie, comme si toutes les époques offraient les mêmes indications à remplir ! Et cependant on trouve cette recette célébrée dans des auteurs d'un très-grand mérite ; tant il est vrai que les meilleurs esprits ne sont pas toujours à l'abri de la séduction des réputations, et qu'il est bien plus facile de croire et d'admirer, que de réfléchir et d'examiner.

Des écrivains beaucoup plus instruits ont indiqué, contre le claveau, des traitemens calculés d'après les divers accidens que présente cette maladie dans ses différentes périodes. Ce n'est pas de l'ignorance qu'on peut reprocher à ces traitemens ; on leur reprocherait, avec plus de fondement, d'être trop savans, peu intelligibles, par conséquent, pour les personnes préposées au gouvernement des troupeaux.

Bourgelat prescrit la saignée, et veut qu'on la réitère ; il conseille les lavemens émolliens, les breuvages tempérans, aiguisés avec les acides et le nitre. Il unit le nitre au cinabre, pour appaiser les mouvemens convulsifs ; le quinquina au camphre et au sel ammoniac, dans une décoction de dompte-venin, pour rappeler les forces languissantes.

Il combat la diarrhée avec le diascordium en pillules ou en breuvage ; il entretient la liberté du ventre, en alternant les laxatifs avec le quinquina ; il prescrit enfin l'eau-de-vie camphrée et le sel ammoniac en lotion, lorsque l'éruption paraît rentrer.

Il est probable qu'en prescrivant ce traitement, Bourgelat croyait avoir à traiter de la petite-vérole quelque enfant précieux, et non pas, du claveau, un troupeau composé quelquefois de trois à quatre cents bêtes.

L'auteur anonyme d'un mémoire sur le claveau, qu'on trouve dans l'excellente collection publiée par les citoyens Chabert, Huzard et Flandrin, mémoire copié presque mot-à-mot par le rédacteur de l'article *Claveau*, dans le Cours complet d'agriculture, semble avoir voulu renchérir encore sur Bourgelat. Il prescrit des lavemens d'eau tiède vinaigrée ; pour boisson, de l'eau, sur un seau de laquelle on fera dissoudre une demi-once de sel de nitre.

En breuvage, une décoction d'arroche, de lentille, de racine de persil, sur quatre pintes de laquelle on ajoute un gros de camphre, un verre à liqueur de vinaigre et quatre onces de miel. Il donne ce breuvage à la dose d'un demi-setier pour les forts moutons, et d'un verre de moyenne grandeur, pour les brebis.

Dans le temps de l'éruption, il ajoute au breuvage, sur la totalité, une once de sel ammoniac, et donne deux breuvages par jour, un le matin et l'autre le soir; dans l'intervalle, il fait prendre aux animaux malades un ou deux verres d'infusion de genièvre, avec demi-once de quinquina, dans une pinte d'eau bouillante.

Il injecte dans les naseaux, plusieurs fois par jour, une décoction de feuilles de ronce et d'orge, avec addition de miel et de sel de cuisine.

Il place aux cuisses et aux épaules deux sétons enduits d'onguent vésicatoire, préparé avec l'euphorbe et les cantharides en poudre.

Il perce toutes les pustules avec un canif, pour hâter la dessiccation, et sans doute aussi pour empêcher que la matière, venant à séjourner trop longtemps, ne laisse des empreintes trop profondes.

Après l'exsiccation, il purge avec une once de séné dans une chopine d'eau bouillante, et ajoute deux gros d'aloès en poudre.

Il lotionne avec un collyre composé d'une décoction de ronce et d'orge, et un gros de vitriol blanc, toutes les pustules ouvertes avec la pointe d'un canif.

On ne peut s'empêcher, en lisant ce traitement, d'oublier, avec l'auteur, qu'il est destiné à des moutons claveleux, dont, autant qu'il est possible, on doit écarter toute autre personne que le berger, et sur-tout des femmes, leurs habits de laine se chargeant des poussières virulentes qui s'échappent du corps, lors de la dessiccation. Il faudrait presqu'autant de personnes que de moutons, pour suivre rigoureusement de pareilles ordonnances. L'expérience journalière prouve, d'ailleurs, qu'un grand nombre de moutons périssent suffoqués dans les mains des artistes qui leur administrent des breuvages.

Presque tous les traitemens indiqués contre le claveau, ont pour base des substances échauffantes. Cette méthode est marquée par tant d'écueils, tant dans la petite-vérole de l'homme que dans le claveau des moutons, qu'on ne peut trop soigneusement la proscrire. Le régime échauffant a le funeste effet de provoquer, dans le commencement, une sueur abondante, qui, presque toujours, cesse tout d'un coup : au bout de quelques jours, les intervalles des pustules deviennent blancs et livides ; l'humeur, dépourvue de son véhicule, rentre ; et cette répercussion est bientôt suivie de la mort.

Les purgatifs ne produisent pas des effets plus heureux; ils sont souvent suivis de l'affaissement des pustules, de la disparition de l'enflure, et d'une diarrhée qui conduit l'animal à la mort. Il faut, au reste, des doses énormes pour purger les moutons; il faut, pour purger un mouton, deux cents grains de jalap, qui purge fort bien l'homme à la dose de vingt grains.

La saignée, faite à contre-temps, produit absolument les mêmes effets, sur-tout si le claveau présente quelque malignité.

Les vésicatoires produisent, en général, peu d'effet sur le mouton; leur action est lente et très-faible.

Il est peut-être des moyens plus simples et plus sûrs de parvenir au but qu'on doit se proposer.

Ce but est, 1.° la séparation de l'humeur claveleuse; 2.° son expulsion.

D'où il suit que toutes les indications se réduisent à ménager tellement les pustules, qu'elles parviennent à suppuration, sans s'affaisser ou s'évanouir.

Lorsque le mouvement du sang paraît trop accéléré, et que l'animal est jeune et d'une constitution vigoureuse, rien ne semble, au premier coup-d'œil, plus propre à calmer cette fièvre excessive, qu'une ou deux saignées; mais si l'on réfléchit à la difficulté de juger sûrement de la circulation du sang, à l'incertitude des inductions tirées du pouls, dans un animal auquel l'approche seule de l'homme suffit pour donner la fièvre; si l'on réfléchit au danger de porter l'affaiblissement un peu au-delà du terme, on renoncera à la saignée, à laquelle on suppléera par la diminution de la nourriture et l'usage de l'eau blanchie avec le son; et à défaut d'eau blanche, d'une décoction de foin.

Le séton passé au fanon dès le commencement de la maladie, contribue aussi puissamment à affaiblir les animaux, et à diminuer la gravité des accidens; il prévient toujours les dépôts par lesquels le claveau se termine trop souvent.

Si l'éruption semble se faire difficilement, et que la nature paraisse anéantie, au lieu des cordiaux incendiaires qu'on donne presque toujours dans ce cas, on peut donner avec succès l'infusion de fleurs de sureau, à raison d'une chopine au moins à chaque fois.

La température dans laquelle on tient les animaux malades, n'est rien moins qu'indifférente. Trop chaude, elle relâche, affaiblit et détruit le ton, sans lequel l'éruption ne saurait se faire; trop froide, elle crispe les fibres, resserre les couloirs de la peau, et rend ainsi l'éruption impossible. La température la plus propre à la favoriser, est celle qui se rapproche le plus de la chaleur naturelle du corps.

On ne doit donc faire sortir les animaux malades, que par un temps doux et serein ; la pluie, et surtout la pluie froide, ferait rentrer l'humeur. Un courant d'air auquel les animaux malades seraient exposés dans le temps de l'éruption, produirait le même effet, et donnerait lieu, en outre, à une salivation abondante, et à l'écoulement, par les narines, d'une humeur muqueuse, abondante et épaisse. Il arrive quelquefois qu'elle obstrue tellement les conduits de l'air, que l'animal ne peut respirer que très-difficilement. Une injection d'eau miellée dans les narines ainsi obstruées, fait couler la matière, et rétablit la liberté de la respiration.

Ce n'est pas seulement pendant l'éruption et la suppuration, qu'on doit procurer aux bêtes attaquées du claveau une température modérée ; elle n'est pas moins nécessaire pendant et même quelque temps après la desquamation. Il n'est pas très-rare, en effet, qu'il reste encore à l'extrémité des couloirs quelque portion de matière claveleuse que la transpiration entraîne, et dont la rentrée donne lieu assez souvent à des dépôts qui se montrent au moment où tout semble annoncer une guérison complète.

Il arrive quelquefois que les pustules attaquent les pieds : il faut, dans ce cas, mettre le pied affecté, dans un bain d'eau tiède. Si elles sont sous la corne, ce qu'on reconnaît aisément à la chaleur considérable du pied, on enlève la partie du sabot sous laquelle est le mal, qui alors guérit très-promptement.

Il n'est pas très-rare que les boutons réunis forment des ulcères très-étendus, qui se gangrènent assez facilement. On ne doit point hésiter, dans ce cas, à emporter avec un bistouri, un rasoir, ou tout autre instrument bien affilé, tout ce qui est noir et gangrené. On lotionne ensuite la plaie avec une décoction de quinquina, et à son défaut, d'écorce de châtaignier ou de saule : on peut aussi lotionner avec une décoction de feuilles de noyer, de ronce ou d'aigremoine.

Tout ce qui vient d'être prescrit pour le traitement du claveau, ne doit s'entendre que du claveau irrégulier, dans lequel on remarque toujours plus ou moins de malignité : quant au claveau qui parcourt toutes ses périodes régulièrement, on doit bien se garder d'employer, pour le combattre, des médicamens qui ne pourraient que le rendre plus dangereux. Les conseils relatifs à la nourriture et à la température de l'air, sont les seuls qu'on doive suivre ; on doit, pour toute recette, s'en rapporter aux efforts de la nature.

Lorsque les animaux sont guéris, il serait très-imprudent de les remettre tout d'un coup à la nourriture ordinaire ; on doit, au contraire, ne les y amener que peu-à-peu.

Désinfection des bergeries.

Le feu et l'eau, sur-tout combinés, sont, sans contredit, les agens les plus propres à entraîner et à détruire les particules du virus qui ont pu s'attacher aux murs, aux râteliers, au pavé des bergeries. Il suffit donc de plonger un balai ou une forte brosse dans l'eau bouillante, et d'en inonder et laver avec force et long-temps tous les objets auxquels ces particules ont pu s'attacher.

Si le sol de la bergerie est en terre, comme cela se trouve le plus souvent, on fera sagement d'en enlever deux ou trois pouces, qu'on remplacera par de nouvelle. On enfouira profondément celle qu'on aura retirée.

Le fumier sur lequel auront séjourné des bêtes malades, sera brûlé soigneusement.

On laissera les écuries ouvertes pendant quelque temps; on y pratiquera des ouvertures propres à établir des courans d'air, dans le cas où il n'y aurait pas de fenêtres correspondantes.

Lorsque les bergeries auront été bien parfaitement lavées, on pourra, si on le veut, les passer au lait de chaux : cette pratique est aussi bonne que celle de blanchir à la chaux. Sans avoir lavé, elle est insidieuse et funeste.

Les fumigations, quelles qu'elles soient, sont utiles ; mais ce serait une grande erreur que de leur supposer la faculté d'annuller les effets du virus, quelle qu'en soit la nature.

La plus active de ces fumigations est celle qu'on obtient du sel, sur une livre duquel on verse une demi-livre d'acide vitriolique, dans une terrine, en ayant le soin de tenir la bergerie close, de se retirer, et d'éloigner les animaux pendant tout le temps que dure la fumigation.

Des lois et usages relatifs au cantonnement des troupeaux claveleux.

Le claveau ne s'étend le plus souvent avec tant de rapidité, et ne fait d'aussi grands ravages, que parce que le cultivateur dont le troupeau est le premier affecté, met tous ses soins à en dérober la connaissance à ses voisins, d'abord, par une sorte de honte attachée à cette maladie, et ensuite par intérêt, le cantonnement, et sur-tout celui qui se fait à la bergerie, entraînant une consommation de fourrages assez considérable.

Les cultivateurs qui, dans la crainte de quelques dépenses, compromettent ainsi l'intérêt de leurs voisins, ne s'aperçoivent pas qu'ils sont eux-mêmes les premières victimes de cette supercherie. Ils portent dans tout leur troupeau la contagion qu'il leur aurait été facile de borner dans le principe, soit en sacrifiant les premières bêtes malades, soit en les isolant dans un cantonnement.

La durée de ce cantonnement est par-tout de trois mois, à raison de l'opinion où l'on est que le claveau ne peut jamais durer plus de trois lunes.

Il n'est séparé du pâturage commun que par un sillon ou un chemin, &c. J'ai fait sentir le danger de cette demi-mesure, et la nécessité de laisser entre les pâturages des troupeaux malades et les pâturages des troupeaux sains, un intervalle de dix à douze toises au moins.

L'arrêt du conseil, du 16 juillet 1784, qui n'a point été abrogé, contient plusieurs dispositions relatives à la police, dans le cas de l'existence du claveau.

L'article I.er oblige, sous la peine de 500 francs d'amende, tous les propriétaires de troupeaux attaqués du claveau, d'en faire leur déclaration au maire ou aux échevins de leur résidence.

L'article II autorise les intendans à nommer des experts pour faire la visite des animaux dont la maladie aurait été déclarée.

L'article III oblige ces experts à faire, sur la réquisition des officiers municipaux, des subdélégués, des officiers de maréchaussée, les visites des animaux déclarés ou dénoncés comme malades, soit dans les marchés, soit chez les subdélégués.

L'article IV fait défenses à tous maréchaux,

bergers et autres, de traiter aucuns animaux attaqués de maladies contagieuses, sans en faire leur déclaration aux officiers municipaux ou syndics de leur arrondissement.

L'article X accorde la moitié des amendes aux dénonciateurs.

Plusieurs de ces dispositions ont été renouvelées par le décret du 28 septembre 1791, portant article XIX, section IV, titre Ier :

« Aussitôt qu'un propriétaire aura un troupeau » malade, il sera tenu d'en faire la déclaration à » sa municipalité ; elle assignera, sur le terrain » du parcours ou de la vaine pâture, si l'un ou » l'autre existe sur la paroisse, un espace où le » troupeau malade pourra pâturer exclusivement, » et le chemin qu'il devra suivre pour se rendre » au pâturage. Si ce n'est point un pays de par- » cours ou de vaine pâture, le propriétaire sera » tenu de ne point faire sortir de son héritage son » troupeau malade ».

Les foires et marchés étant le foyer d'où la contagion se répand presque toujours dans les autres troupeaux, on doit faire des vœux pour que des experts soient nommés pour inspecter les troupeaux qu'on y conduit. On ne voit pas pourquoi on n'établirait pas, pour arrêter les progrès du claveau, la plus contagieuse de toutes les maladies, les mêmes mesures qu'on prend contre la ladrerie des cochons, qui n'a rien de contagieux, et peut-être même rien de mal-sain.

Si l'on établissait des inspecteurs de ce genre, qu'ils fussent d'une probité intacte, on pourrait espérer de voir s'éteindre et disparaître entièrement un fléau qui, à des époques quelquefois très-rapprochées, dépeuple en partie les campagnes.

CONCLUSION.

Il résulte de ce qui vient d'être dit, qu'il est infiniment probable,

1.° Que le claveau ne naît jamais spontanément; qu'il est toujours, au contraire, le produit de la communication; d'où il suit qu'on peut en garantir ses troupeaux, en éloignant d'eux les circonstances qui en développent les germes.

2.° Que toutes les divisions qu'on a faites du claveau n'existent point réellement; qu'il est seulement, comme toutes les autres maladies, plus ou moins régulier dans sa marche, plus ou moins compliqué de malignité, à raison du tempérament, de l'âge, de la saison, du plus ou moins de bénignité de la matière qui a porté le claveau dans le troupeau, et de beaucoup d'autres circonstances locales.

3.° Que le claveau régulier doit être abandonné aux soins de la nature, qu'il suffit de seconder, en diminuant un peu la quantité d'alimens, et en s'attachant à la qualité, l'expérience ayant prouvé que les bêtes nourries le plus abondamment, étaient toujours celles dans lesquelles la maladie montrait le moins de régularité dans sa marche et le plus de danger dans ses effets.

4.° Que, même dans le claveau irrégulier, on ne doit employer des médicamens qu'avec beaucoup de réserve, et sur-tout les médicamens internes; d'abord, parce qu'ils sont presque sans effet dans les ruminans, à moins qu'ils ne soient donnés à des doses énormes; ensuite, parce qu'on ne peut faire avaler des drogues aux moutons, sans courir le risque de les suffoquer; parce qu'enfin il est très-difficile, dans les bêtes à laine, de distinguer avec précision les indications qui exigent quelques médicamens, et que le claveau est celle de toutes dans laquelle un remède donné à contre-temps peut produire les effets les plus funestes.

5.° Que les secours tirés du régime, tels que la nourriture, la boisson, l'air, &c., sont vraiment ceux dont on doit se promettre le plus de succès, et les seuls auxquels on doive avoir recours dans le claveau régulier.

6.° Enfin, qu'il est nécessaire d'obtenir du Corps législatif une loi contenant des mesures répressives, dont les principales consitent à faire inspecter tous les moutons conduits dans les foires et marchés, à condamner à une forte amende tous les propriétaires convaincus d'y avoir amené des moutons claveleux, et d'avoir ainsi, par une cupidité coupable, contribué à étendre et à propager la contagion.

Si cette instruction apprend aux cultivateurs à se méfier des recettes, à retirer leur confiance aux charlatans, à refuser leur admiration à ce qu'ils n'entendent point, à compter plus sur les efforts de la nature que sur ceux de l'art, sur les bons soins que sur les drogues; s'ils rejettent avec mépris toutes les jongleries, les sorcelleries, les pratiques superstitieuses auxquelles a recours l'imposture pour attraper leur argent; s'ils substituent la réflexion à la croyance, et qu'ils n'accordent cette dernière qu'à ce qui ne choquera pas leur raison, nous aurons rempli notre objet; nous serons sûrs d'avoir travaillé utilement pour l'intérêt des animaux, et, par une suite nécessaire, pour l'intérêt des propriétaires.

Signé GILBERT, CELS, TESSIER, VILMORIN, J. B. DUBOIS.

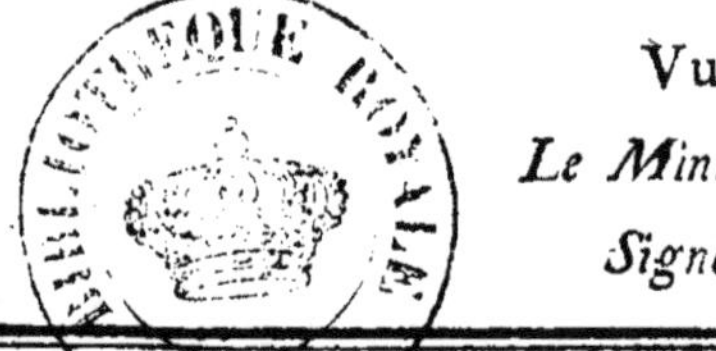

Vu et approuvé:
Le Ministre de l'Intérieur,
Signé BENEZECH.

A PARIS, DE L'IMPRIMERIE DE LA RÉPUBLIQUE.

www.ingramcontent.com/pod-product-compliance
Ingram Content Group UK Ltd.
Pitfield, Milton Keynes, MK11 3LW, UK
UKHW021033180726
13838UKWH00004B/1776